SUR UN NOUVEAU MODE

DE

DOSAGE DES CORPS GRAS

DANS LES MATIÈRES ORGANIQUES ET ORGANISÉES

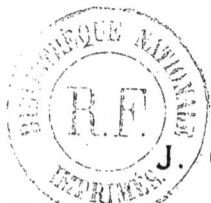

PAR

J. CASTETS

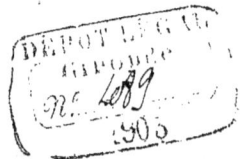

DOCTEUR EN PHARMACIE DE L'UNIVERSITÉ DE BORDEAUX
PHARMACIEN DE 1ʳᵉ CLASSE

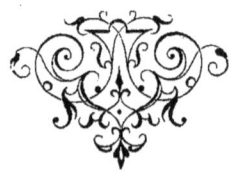

BORDEAUX

IMPRIMERIE G. GOUNOUILHOU

9-11, RUE GUIRAUDE, 9-11

—

1902

SUR UN NOUVEAU MODE

DE

OSAGE DES CORPS GRAS

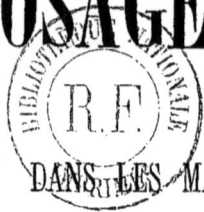

DANS LES MATIÈRES ORGANIQUES ET ORGANISÉES

PAR

J. CASTETS

DOCTEUR EN PHARMACIE DE L'UNIVERSITÉ DE BORDÈAUX
PHARMACIEN DE 1ʳᵉ CLASSE

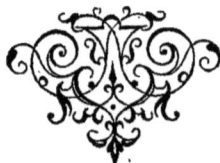

BORDEAUX

IMPRIMERIE G. GOUNOUILHOU

9-11, RUE GUIRAUDE, 9-11

—

1902

A LA MÉMOIRE

DE MES GRANDS-PARENTS

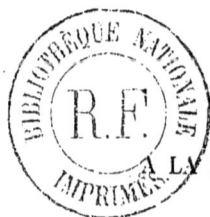

A LA MÉMOIRE

DE MON PÈRE

Filial souvenir d'éternelle reconnaissance.

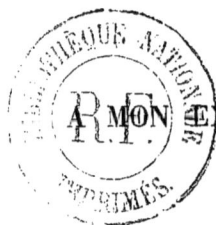

A MON EXCELLENTE MÈRE

En souvenir de ses sacrifices
et de sa constante tendresse.

A MES PARENTS

A MES AMIS

A MONSIEUR E. SIGALAS

MON PREMIER MAITRE EN PHARMACIE

Respectueux hommage.

A MONSIEUR LE DOCTEUR DUPOUY

PROFESSEUR AGRÉGÉ A LA FACULTÉ DE MÉDECINE ET DE PHARMACIE
DE BORDEAUX

CHEF DU LABORATOIRE DE MATIÈRE MÉDICALE

OFFICIER D'ACADÉMIE

A MONSIEUR LE DOCTEUR BEILLE

PROFESSEUR AGRÉGÉ A LA FACULTÉ DE MÉDECINE ET DE PHARMACIE
DE BORDEAUX

OFFICIER D'ACADÉMIE

A MONSIEUR LE DOCTEUR BLAREZ

PROFESSEUR DE CHIMIE A LA FACÙLTÉ DE MÉDECINE ET DE PHARMACIE
DE BORDEAUX

OFFICIER DE L'INSTRUCTION PUBLIQUE

A MONSIEUR LE DOCTEUR DE NABIAS

PROFESSEUR DE MATIÈRE MÉDICALE

DOYEN DE LA FACULTÉ DE MÉDECINE ET DE PHARMACIE

DE BORDEAUX

OFFICIER DE L'INSTRUCTION PUBLIQUE

2

A MONSIEUR LE DOCTEUR SIGALAS

PROFESSEUR DE PHYSIQUE PHARMACEUTIQUE A LA FACULTÉ MIXTE
DE MÉDECINE EN DE PHARMACIE DE BORDEAUX

OFFICIER DE L'INSTRUCTION PUBLIQUE

A MON PRÉSIDENT DE THÈSE

MONSIEUR LE DOCTEUR DENIGÈS

PROFESSEUR DE CHIMIE BIOLOGIQUE A LA FACULTÉ DE MÉDECINE
ET DE PHARMACIE DE BORDEAUX

OFFICIER DE L'INSTRUCTION PUBLIQUE

MEMBRE CORRESPONDANT DE L'ACADÉMIE DE MÉDECINE

AVANT-PROPOS

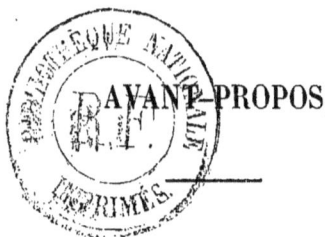

Au moment de quitter la Faculté, nous ressentons un regret indéfinissable au souvenir des heures vécues dans ses murs..Ce n'est pas, en effet, sans une certaine appréhension qu'on abandonne soudain un milieu où l'on a toujours rencontré une amitié et un dévouement presque paternels, pour se lancer, seul, dans la vie, livré à ses propres forces. Mais le souvenir du passé adoucit notre regret, car il nous fait espérer que, dans les heures difficiles, nous trouverons toujours auprès de nos anciens maîtres un secours moral sous forme de conseils solides et éclairés.

C'est pourquoi, avant d'exposer l'objet de ce travail, nous tenons à exprimer à tous ceux qui nous ont enseigné les secrets de notre art, et surtout à MM. les professeurs Denigès et Sigalas, qui furent pour nous si empressés et de si bon conseil, l'expression de notre gratitude infinie.

SUR UN NOUVEAU MODE

DE

DOSAGE DES CORPS GRAS

DANS LES MATIÈRES ORGANIQUES ET ORGANISÉES

INTRODUCTION

Les méthodes de dosage des corps gras, dans les matières organiques animales et végétales, sont toutes basées sur l'extraction de ces glycérides à l'aide de dissolvants appropriés, tels que : le chloroforme, l'éther, le sulfure de carbone, les huiles essentielles, le benzène, le pétrole, d'autres hydrocarbures liquides, etc. Ces dissolvants peuvent être employés, soit en nature, soit mélangés entre eux. Souvent même, pour rendre la dissolution plus rapide et surtout plus complète, on leur adjoint d'autres produits accessoires qui n'interviennent dans la manipulation que pour jouer un rôle mécanique, purement physique, c'est-à-dire : favoriser dans certains cas le contact du dissolvant et du corps gras; dans d'autres, empêcher la précipitation nuisible de certains des constituants du produit essayé.

Deux cas se présentent dans la technique du dosage des matières grasses :

1° Le corps gras fait partie intégrante d'une masse solide;

2° Il est réparti à l'état d'émulsion plus ou moins complète dans un liquide.

Dans le premier cas, la masse est desséchée, pulvérisée

autant que possible, avec ou sans l'addition d'un corps
inerte (silice, verre pilé, etc...), puis traitée, avec ou sans
adjuvant, par les dissolvants dont nous venons de parler.

Dans le second cas, dont le dosage du beurre dans le
lait est le type, on opère soit sur le résidu solide du
liquide, soit sur le liquide en nature. Quand on doit se
servir du résidu sec, on procède, pour obtenir ce dernier,
par évaporation en présence d'une substance inerte
(caséine extemporanément précipitée par un acide dans
le lait, silice, plâtre, sulfate de baryte, etc.). Parfois
aussi on a recours à l'addition d'une substance suscep-
tible de s'emparer de la totalité de l'eau du mélange,
comme par exemple le sulfate de soude anhydre indiqué
par Le Comte([1]). On est alors ramené au premier cas :
dosage d'un corps gras faisant partie intégrante d'une
masse solide.

Quand on agit directement sur le liquide en nature,
et en laissant de côté les procédés diaphanométriques
jusqu'à l'heure insuffisamment réglementés pour donner
une précision absolue, on traite ce dernier par un dissolvant non miscible ou incomplètement miscible. Ce
dissolvant fournit une couche surnageante renfermant
soit la totalité, soit une partie seulement du corps gras.
En renferme-t-elle la totalité? Après séparation, puis évaporation, elle l'abandonne intégralement prêt à être
déterminé par la balance (méthode ADAM par les pesées).
Quand elle renferme seulement une partie du corps
gras, le volume de la couche occupée par le dissolvant
est souvent dans un rapport simple avec le poids de la
matière grasse existant dans l'émulsion (méthode MAR-
CHAND et ses modifications).

On peut encore opérer en présence de réactifs (acide
sulfurique et acide chlorhydrique concentrés) qui, dé-
truisant complètement l'émulsion et plus denses que le

([1]) *Journal de pharmacie et de chimie*, 1901, t. I, p. 58.

corps gras qu'ils n'attaquent pas, permettent à ce dernier d'occuper la partie supérieure du liquide. On mesure le volume occupé par la couche surnageante et le chiffre lu, ajouté à sa densité déjà connue, permet d'obtenir le poids de substances grasses.

Les procédés basés sur l'emploi des dissolvants donnent, généralement, d'excellents résultats s'il s'agit d'analyser des liquides graisseux, exception faite toutefois dans le cas où ces liquides renferment aussi des produits solubles dans les dissolvants employés. Mais il est loin d'en être ainsi dans toutes les circonstances avec les substances solides, pour certaines desquelles, par exemple les pièces anatomiques et notamment les os, la matière grasse est si intimement unie à la substance cellulaire que son extraction complète en est parfois rendue impossible. Et comment n'en serait-il pas ainsi, puisque déjà pour des liquides de composition complexe, véritables tissus fluides, comme le sang, les nombres extrêmement variables (¹) donnés par les différents auteurs pour la teneur en graisse de cette humeur de l'organisme, démontrent que la méthode par extraction à l'aide de dissolvants, seule employée jusqu'à ce jour pour ces déterminations, est absolument défectueuse?

 La solution générale de la question du dosage des corps gras dans tous les cas possibles était donc à chercher; nous espérons démontrer dans ce qui va suivre que nous l'avons résolue.

(¹) C'est ainsi que Becquerel et Rodier donnent des valeurs comprises entre 0ᵍʳ50 et 4 grammes par litre ; Jacksch, 0ᵍʳ50 à 1ᵍʳ60; Hoppe Seyler, 8 grammes.

CHAPITRE PREMIER

Point de départ de la méthode.

Dans une affaire criminelle récente, notre maître, M. le professeur Denigès, chargé d'une expertise toxicologique nécessitant de nombreuses destructions de matières organiques, constata que le mode de destruction qu'il fut amené à employer pour obtenir une disparition complète de toute trace de produits organiques comprenait deux phases bien distinctes :

1° L'une dans laquelle toute la trame organisée ainsi que les produits minéraux étaient dissous, mais qui paraissait laisser intactes ou du moins à peine attaquées les matières grasses contenues dans les pièces anatomiques traitées;

2° L'autre, la plus laborieuse, qui amenait la transformation de ces corps gras en CO^2 et H^2O.

Sur les conseils de M. Denigès, nous entreprîmes de chercher si réellement les substances graisseuses étaient intégralement respectées par l'acide azotique en présence du permanganate de potasse, réactifs exclusivement employés dans la première partie de sa méthode, ou si du moins le poids résiduel des glycérides, la première attaque étant terminée, ne différait pas sensiblement et pratiquement de leur poids initial, point capital pour leur dosage.

Nous croyons devoir reproduire textuellement le mode opératoire tracé par M. Denigès dans son travail :

« 200 grammes de substance, en fragments grossiers,

» sont introduits dans une capsule en porcelaine de deux
» litres avec 200 centimètres cubes d'acide azotique à
» 40° Baumé (D = 1,39) et 5 centimètres cubes de per-
» manganate de potasse à 2 p. 100; on chauffe au brûleur
» Bunsen, la capsule étant posée sur un disque en tôle de
» 2 à 3 millimètres d'épaisseur, 11 à 12 centimètres de
» diamètre, et perforé au centre d'un orifice de 4 centi-
» mètres de diamètre.

» Après un temps qui varie d'un quart d'heure à demi-
» heure, suivant l'état de division de la masse et la nature
» des organes (plus rapidement pour les muscles, moins
» pour les organes viscéraux, tels que les reins, le foie),
» la désagrégation est complète et la mousse du début fait
» place à une ébullition tranquille. Si la mousse, particu-
» lièrement abondante avec les organes, parenchymateux
» (foie, reins) à cause de l'urée et des produits ammonia-
» caux qu'ils peuvent contenir, et surtout avec les poils
» et les cheveux, riches en carbonate de chaux, menaçait
» de déborder le récipient, on la briserait avec un agita-
» teur ou bien on ralentirait ou on enlèverait même le feu,
» ce qui est souvent nécessaire pour les organes épithé-
» liaux, notamment les cheveux et les poils. Dans ce der-
» nier cas, évidemment, la durée de la désagrégation
» dépasse un peu les limites que nous lui avons assignées
» plus haut.

» Ce point atteint, on introduit la masse dans une capsule
» de porcelaine d'un litre, on rince la grande capsule avec
» 100 centimètres cubes d'acide azotique à 40° qu'on fait
» chauffer jusque vers 50-60° dans cette capsule et l'on
» ajoute l'acide de lavage dans le récipient d'un litre; on
» opère de même avec 100 centimètres cubes d'eau tiède
» pour achever de rincer la grande capsule.

» Tous les liquides et les graisses surnageantes étant
» réunis dans la capsule d'un litre, on couvre cette dernière
» d'un grand entonnoir de verre dont le bord atteint la
» naissance du bec de la capsule et dont la douille a été

» coupée à 1 ou 2 centimètres environ avant son évase-
» ment, de façon à avoir une ouverture de 15 à 20 milli-
» mètres; on porte à une ébullition tranquille et il se
» dégage un mélange de vapeurs nitreuses, d'azote et de
» gaz carbonique.

» On chauffe pendant au moins deux heures, car il faut
» ariver à réduire le volume à un peu moins de 100 centi-
» mètres cubes; si l'on a le temps, il est préférable de
» baisser le feu et de faire durer l'attaque quatre ou cinq
» heures. Dans tous les cas, on doit avoir soin de ne pas
» arriver à un degré d'évaporation tel que le mélange
» noircisse : en s'arrêtant lorsque le volume du résidu
» atteint encore 70 à 80 centimètres cubes, on évite cet
» inconvénient.

» S'il se produisait dans le cours de l'opération, il serait
» nécessaire d'arrêter l'action de la chaleur dès qu'on
» observerait un brunissement de la masse et d'ajouter
» au mélange 10 à 20 centimètres cubes d'acide azotique,
» en chauffant de nouveau jusqu'à clarification.

» Lorsqu'on est arrivé à la réduction de volume voulue
» (70 à 80 cent. cubes), on enlève l'entonnoir et le feu,
» puis, sans laisser refroidir, on ajoute dans la capsule, en
» agitant et par filet assez rapide, 100 cent. cubes d'acide
» sulfurique pur (¹); il se dégage bien vite d'abondantes
» vapeurs rutilantes, puis, ces vapeurs disparaissant, la
» masse brunit. On attend deux minutes environ à partir
» du moment où cette coloration noire se produit et on
» ajoute 5 centimètres cubes d'acide azotique, par mince
» filet, qu'on verse avec une pipette au centre et près de
» la masse; on répète cette opération quatre fois en tout,
» de façon à employer environ 20 à 25 cent. cubes d'acide

(¹) « Quand le résidu graisseux est très considérable, on est parfois, mais
» exceptionnellement, obligé de dépasser cette dose d'acide, l'important
» étant de laisser la masse fluide, même après attaque sulfurique et noir-
» cissement intense. »

» azotique. Après la dernière addition, on chauffe assez
» vivement pendant cinq à six minutes de façon à ce que
» l'acide sulfurique attaque fortement les corps gras sur-
» nageants; on enlève le feu et verse trois fois de suite,
» à deux minutes d'intervalle, 5 centimètres cubes d'acide
» azotique, en opérant comme plus haut. Cela fait, on
» recouvre de l'entonnoir et on chauffe, au besoin avec
» un fourneau à gaz, mais toujours avec le disque de tôle,
» de manière à amener l'ébullition de l'acide sulfurique.

» A partir de ce moment, toutes les deux ou trois mi-
» nutes, on verse goutte à goutte dans la capsule, et à
» raison d'une goutte par seconde, L à LX gouttes d'acide
» azotique à 40°, en se servant pour cet usage d'un enton-
» noir à tige capillaire passant par la douille du grand
» entonnoir et dont l'extrémité ne soit pas à plus de 1 cen-
» timètre de la surface du produit de destruction ; après
» chaque addition, on enlève le petit entonnoir pour éviter,
» quand les affusions ne sont pas continues(1), sa sur-
» chauffe, puis sa rupture par l'acide azotique froid.

» Au bout d'un nombre d'additions qui est, en moyenne,
» de dix à quinze, mais qui peut dépasser ce dernier
» nombre pour les viscères très gras, la liqueur résiduelle,
» même chauffée fortement après le départ de l'acide
» azotique, passe au jaune rougeâtre, puis au jaune clair.
» On laisse alors évaporer l'excès d'acide sulfurique en
» continuant l'ébullition de façon à arriver à un volume
» final de 10 à 15 cent. cubes. Pendant l'évaporation, à
» quatre ou cinq reprises au moins, on verse encore,
» avec l'entonnoir capillaire, L à LX gouttes d'acide
» azotique. On laisse refroidir; le résidu, qui doit être
» incolore ou à peine jaunâtre, est additionné de 100 centi-

(1) « On gagne du temps et on rend l'opération moins pénible en effec-
» tuant les additions d'acide azotique d'une manière continue, à l'aide d'un
» siphon à robinet de verre, dont la courte branche plonge dans cet acide
» et la longue, effilée, laisse écouler dans l'entonnoir à tige capillaire une
» goutte d'acide par deux secondes, environ, ce qu'on obtient aisément à
» l'aide du robinet. »

» mètres cubes d'eau : il se dégage généralement des
» vapeurs nitreuses par destruction hydrolytique d'un
» acide azoto-sulfurique formé dans le cours de l'opération
» et dont la présence est l'indice certain, sinon néces-
» saire, de la parfaite destruction de la matière organique ;
» on fait bouillir pour les chasser complètement et, après
» nouveau refroidissement, on ajoute suffisamment d'eau
» distillée pour avoir une dilution au dixième, en volume,
» du résidu acide final, qu'on aura eu soin, préalablement,
» de mesurer avant l'addition d'eau.

    » On obtient, de la sorte, un liquide parfaitement inco-
» lore qui retient intégralement la totalité de l'arsenic,
» de l'antimoine et du mercure contenus dans les matières
» détruites, ainsi que nous nous en sommes assuré, à
» maintes reprises, dans des expériences témoins.

    » Le plus souvent (même en dehors des os et des tissus
» riches en calcaires comme les productions épidermi-
» ques) le liquide tient en suspension une petite quantité
» d'un résidu minéral cristallin, ordinairement formé de
» sulfate de chaux, parfois de sulfate ferrique avec les
» pièces anatomiques riches en résidus ferrugineux (foie,
» rate); dans ce dernier cas, l'ébullition sulfurique se fait
» quelquefois avec soubresauts, les grains cristallins étant
» beaucoup moins solubles que le sulfate de chaux dans
» l'acide concentré (¹).

    » Ces résidus minéraux, à moins qu'ils soient parti-
» culièrement abondants (et alors on les élimine par
» filtration sur un tampon d'ouate ou de fulmi-coton),
» n'empêchent nullement l'introduction directe du liquide
» qui les renferme dans un appareil de Marsh, pas plus
» que les traces extrêmement faibles de produits nitriques
» que peut contenir le liquide et dont il est possible,

(¹) « Il va sans dire que lorsque les substances détruites contiennent,
» à dose suffisante, du plomb, du baryum ou du strontium, ces métaux
» se retrouvent, au moins en partie, dans le résidu, à l'état de sulfate
» insoluble. »

» d'ailleurs, de se débarrasser, avant l'addition finale
» d'eau, à l'aide d'acide oxalique, d'urée ou de sulfate
» d'ammoniaque, ajoutés directement, en poudre, au
» résidu sulfurique décoloré et bouillant. »

CHAPITRE II

Technique et Opérations.

Pour avoir des résultats comparables entre eux, nous nous sommes servi comme corps gras type, dans la plupart de nos essais, de graisse de porc ainsi préparée : la panne préalablement hachée, puis fondue au bain-marie, était filtrée sur un entonnoir à filtration chaude, et finalement portée à l'étuve à 100° pendant vingt-quatre heures. De cette façon, nous obtenions une graisse entièrement soluble dans l'éther et ne renfermant aucune trace sensible d'humidité, comme nous nous en sommes rendu compte.

Dans nos premières expériences, 5 grammes de graisse étaient introduits, en même temps que le papier sur lequel nous les avions pesés, dans une capsule de porcelaine d'un demi-litre de capacité environ, avec 5 centimètres cubes de permanganate de potasse à 2 p.100 et 300 centimètres cubes d'acide azotique à 40° Baumé. Chauffant le mélange suivant les indications données dans le manuel opératoire de Denigès, en maintenant l'attaque pendant des temps divers, mais bien déterminés pour chaque essai, une heure pour divers échantillons, deux heures pour d'autres, enfin trois heures pour certains, nous nous aperçûmes que notre façon d'opérer était défectueuse. La température du mélange, en effet, variable suivant chaque opération, ne permettait pas d'établir de règles à peu près fixes sur la durée de désagrégation d'une substance organique donnée. De plus, elle entraînait, lorsque l'ébullition était trop tumultueuse et la température trop élevée, des pertes non négligeables.

A partir de ce moment, toutes nos attaques furent effectuées au bain-marie bouillant. Nous eûmes soin, d'ailleurs, de déterminer au préalable le temps maximum nécessaire afin d'obtenir la dissolution complète des divers organes dans l'acide azotique (une heure pour les muscles, trois heures pour les os, pièces anatomiques plus longues à désagréger).

Supposant, en outre, que la gangue organique qui entoure à peu près constamment les corps gras d'origine biologique, pouvait, en qualité de matière plus oxydable, protéger ces corps gras contre l'attaque azotique (ce que nos expériences ultérieures n'ont pas d'ailleurs justifié), nous songeâmes à faire intervenir dans nos essais, en quelque sorte schématiques et synthétiques, une substance organique solide à côté de la graisse employée.

Notre choix se porta sur la sciure de bois, que nous dûmes bientôt abandonner vu la résistance opiniâtre qu'oppose la cellulose à sa destruction [1]. Nous fîmes alors nos essais avec de l'albumine desséchée. Nous soumîmes à l'attaque azotique, pendant une heure, deux heures, trois heures, divers échantillons de graisse de poids différents (5 et 10 gr.) en présence de 20 grammes d'albumine du commerce. Nous ne fûmes pas peu surpris d'obtenir, comme résultats, des chiffres légèrement supérieurs à la dose de graisse mise en expérience. A quoi était due cette augmentation de poids? Provenait-elle d'une combinaison de l'acide azotique ou de ses dérivés avec les glycérides, ou devions-nous l'attribuer à des impuretés contenues dans l'albumine? Quelques destructions de cette dernière matière suffirent pour nous prouver qu'elle renfermait des quantités notables de matières grasses et que

---

[1] Pour obtenir une dissolution complète de 30 grammes de cellulose, il faut, en effet, prolonger l'attaque azotique environ six heures.

3 *

ces quantités, soustraites de nos résultats expérimentaux, reproduisaient sensiblement les poids des prises d'essais.

Ces expériences préliminaires effectuées, nous voulûmes aller plus loin et nous nous attachâmes à rechercher si, à la température du bain-marie bouillant, les corps gras même seuls, mis en présence de permanganate de potasse et d'acide azotique, subissaient une perte de poids sensible.

Nous mîmes alors en expérience divers échantillons de graisse (5 et 10 grammes) additionnée de 5 centimètres cubes de permanganate de potasse à 2 p. 100 et 300 centimètres cubes d'acide azotique à 40° Baumé. L'attaque fut successivement maintenue : une heure, deux heures, trois heures.

Voici les résultats trouvés :

Poids de graisse mise en expérience : 5 grammes.

Pesée finale après dessiccation de une heure à l'étuve, portée à la température de 100°-110°.		I	II	III	IV	V
	Durée de l'attaque azotique : Une heure.	5gr011	5gr008	5gr013	5gr020	5gr005
	Durée de l'attaque azotique : Deux heures.	5 060	5 020	5 080	5 100	5 070
	Durée de l'attaque azotique : Trois heures.	5 018	5 005	5 009	5 014	5 015

Poids de graisse mise en expérience : 10 grammes.

Pesée finale après dessiccation de 1 heure à l'étuve, portée à la température de 100°-110°.		I	II	III	IV
	Durée de l'attaque azotique : Une heure.	10gr092	10gr021	10gr185	10gr053
	Durée de l'attaque azotique : Deux heures.	10 305	10 345	10 315	10 300

Comme il est facile de le constater, les chiffres trouvés sont légèrement supérieurs à la dose de graisse mise en expérience. De quoi pouvait provenir cette augmentation de poids ? Nous constatâmes, après une série de déterminations, qu'elle n'était due en réalité qu'à un corps étranger assez difficile à éliminer dans les conditions présentes. Faisant, en effet, nos pesées initiales de corps gras sur des rondelles de papier, pour éviter toute perte, nous introduisions dans la capsule la graisse et le papier. Malgré l'attaque azotique prolongée, la cellulose de ce dernier restait en partie intacte et par repos se déposait au fond de la capsule. Dans les premiers lavages à l'eau distillée bouillante, son état physique ne changeant pas, elle restait sur le filtre avec une certaine quantité de corps gras. Par suite, elle était reprise avec ces derniers et, vers le quatrième ou cinquième lavage, passant sous la forme d'une poudre colloïdale très ténue, quand, en dernier lieu, on reprenait les graisses par l'éther, cette poudre se mettait en suspension dans le dissolvant. Sous cet état de division extrême, malgré les filtrations souvent répétées, de la solution éthéro-graisseuse, la cellulose traversait tampon et filtre, et de la sorte venait augmenter le résultat des pesées finales.

Cherchant à remédier à cet inconvénient et pour éviter toutes les causes d'erreurs possibles, nous fîmes dès ce moment nos prises d'essais sur des verres de montre préalablement lavés tout d'abord à l'alcool, puis à l'éther.

Voici quelques-uns des nombreux résultats que nous avons obtenus en opérant ainsi :

Poids de graisse mise en expérience : 5 grammes.						
Pesée finale après dessiccation de une heure à l'étuve, portée à la température de 100°–110°.		I	II	III	IV	V
	Durée de l'attaque azotique : Une heure.	4ᵍʳ908	4ᵍʳ932	4ᵍʳ880	4ᵍʳ910	4ᵍʳ895

Comme on peut le constater, quoique assez rapprochés, malgré tout, ces résultats présentent encore entre eux de légers écarts que l'on ne doit absolument attribuer qu'à des pertes mécaniques dans les conditions où nous nous étions mis, comme nous l'avons constaté depuis.

Nous avons remarqué, en effet, que très souvent, malgré le temps et la réfrigération, une certaine quantité de l'oléine des graisses traitées, se maintenant à l'état liquide, passait dans les filtrations à travers le coton-verre. Par suite, le résultat final devait être nécessairement inférieur au chiffre réel. Ce cas, général pour les attaques d'une heure et de deux heures, très rare dans celles de trois-heures, où une bien plus grande quantité d'acide azotique est décomposée avec production de vapeurs nitreuses, permettait déjà de soupçonner le rôle de cés vapeurs dans nos résultats. Ce fait, joint d'autre part à la propriété bien connue qu'ont les produits nitreux de transformer l'oléine en son stéréo-isomère l'élaïdine, indiquait donc qu'il fallait attribuer à ces dernières l'état de solidification plus complète de la masse résiduelle. Nous eûmes alors l'idée, pour remédier à l'insuffisance de vapeurs nitreuses dans certains cas, de faire intervenir dans nos essais, d'une manière constante, une matière organique qui, par son action propre sur l'acide azotique, fournirait ces corps-là. Le saccharose paraissant répondre à ce but, c'est de lui que nous fîmes choix ; il présentait, en outre, l'avantage de nous placer dans des conditions identiques à celles que l'on rencontre parfois dans la pratique : dosage d'un corps gras en présence d'une matière organique. Dès lors, nous constatâmes que, dans tous nos essais, les doses trouvées étaient sensiblement superposables avec celles mises en expériences, comme le montrent les résultats ci-dessous.

Poids de graisse mise en expérience : 5 grammes.			I	II	III
Pesée finale après dessiccation de une heure à l'étuve, portée à la température de 100°-110°.	Durée de l'attaque azotique : Une heure.		$4^{gr}993$	$4^{gr}998$	$5^{gr}002$
	Durée de l'attaque azotique : Deux heures.		4 990	4 970	4 995
	Durée de l'attaque azotique : Trois heures.		4 988	4 991	4 979

Les mêmes essais entrepris en remplaçant le saccharose par de l'azotite de soude ayant été aussi satisfaisants, cela prouve bien que les corps gras mis seuls en présence de l'acide azotique résistent énergiquement à l'attaque et qu'en outre la gangue organique ambiante est sans influence aucune sur la résistance de ces corps à l'oxydation.

En dehors des recherches de début et des erreurs inévitables qu'elles entraînent, nous avons multiplié nos essais pour bien nous convaincre de la parfaite exactitude

de ces résultats imprévus : maintien du poids des matières grasses traitées et de l'absence de saponification dans
des conditions qui paraissent *a priori* devoir l'amener,
mais qui aurait entraîné pour la tristéarine seule plus de
10 p. 100 de perte sur le poids initial; toujours ils ont été
aussi concluants.

Enfin, après de très nombreuses recherches dont les
nombres cités ci-dessus ne représentent qu'une infime
proportion (on en jugera lorsqu'on saura que nous avons
effectué plus de deux cents destructions), voici le mode
opératoire auquel nous nous sommes arrêté pour le dosage des corps gras dans les matières organiques.

« Dans une capsule en porcelaine de deux litres de
» capacité environ, introduire la substance à détruire
» après l'avoir préalablement divisée en fragments gros-
» siers. Ajouter 5 centimètres cubes de permanganate de
» potasse à 2 p. 100 et autant de centimètres cubes d'acide
» azotique que de grammes de matière pour le sang, les
» muscles, le foie, les reins et autres viscères, demi-
» volume pour le lait. Placer la capsule sur un bain-marie
» bouillant; au bout de huit à dix minutes, il se produit un
» dégagement abondant de vapeurs nitreuses provenant
» de l'attaque de la matière organique par l'acide azoti-
» que. Aussitôt que ce dégagement de vapeurs nitreuses
» se ralentira, ajouter un morceau de saccharose de
» 2 gr. environ; les vapeurs nitreuses réapparaissent
» à nouveau. Lorsqu'elles tendront à disparaître, on ajou-
» tera un nouveau morceau de saccharose de même poids
» environ que le premier et on continuera ainsi les addi-
» tions de cette substance jusqu'à la fin de l'opération.
» Nous avons constaté qu'en ajoutant le sucre toutes les
» dix à douze minutes, la manipulation marche très bien.
» Avec avantage au point de vue économique et pratique
» même dans certains cas, comme par exemple avec quel-
» ques pommades à bases métalliques, on peut remplacer
» le saccharose par de l'azotite de soude soit en nature,

» soit en solution. Quand on veut utiliser l'azotite en na-
» ture, on en pèse 5 à 10 gr. que l'on introduit par peti-
» tes portions dans le mélange azotique. Le seul inconvé-
» nient qu'il y ait à opérer ainsi, c'est la perte notable de
» vapeurs nitreuses qui s'effectue. On peut y remédier
» facilement en faisant usage d'une solution d'azotite à
» 10 p. 100 que l'on introduit goutte par goutte pendant la
» désagrégation, à l'aide du nouveau dispositif indiqué
» tout récemment par M. Denigès pour faire les additions
» d'acide azotique dans la deuxième phase de son procédé
» de destruction des matières organiques.

» Dès que toute la substance à désagréger est intégra-
» lement dissoute dans l'acide azotique, ajouter au résidu
» environ son volume d'eau chaude et mélanger ; retirer
» la capsule du feu et faire rapidement refroidir le
» mélange afin de permettre aux corps gras de s'étaler
» sur la plus grande surface possible. En opérant ainsi,
» on évite la formation de petits corpuscules graisseux
» qui, tombant au fond de la capsule, se mélangent avec
» les sels minéraux résidu de la destruction, et l'acide
» oxalique, parfois très abondant, dû à l'action de l'acide
» azotique sur le sucre.

» Toutes les matières grasses étant absolument solidi-
» fiées, décanter le tout sur un entonnoir dont la douille
» a été garnie au préalable d'un tampon de coton verre.

» La filtration achevée, il reste dans la capsule et sur le
» filtre les corps gras, le plus souvent des cristaux d'acide
» oxalique et les sels minéraux. Avec le jet d'une pis-
» sette garnie d'eau distillée bouillante, on lave les rebords
» de la capsule ; les corps gras, se fluidifiant, se divisent
» au sein du liquide bouillant, puis viennent surnager. A
» plusieurs reprises, on fait subir à l'entonnoir des lava-
» ges semblables ; les corps gras liquéfiés passent à tra-
» vers le coton de verre et sont reçus, ainsi que les eaux
» de lavage, dans la capsule contenant déjà la partie
» de la graisse retirée de la substance organique, qui

» n'a pas suivi le liquide dans la décantation et la filtra-
» tion.

» Lorsque le mélange est refroidi et que les graisses
» sont bien solidifiées, on décante et filtre à nouveau.
» Les corps gras sont lavés, comme il a été dit précédem-
» ment, et l'on multiplie ces filtrations et ces lavages jus-
» qu'à ce que la filtration soit absolument neutre au tourne-
» sol ou au papier rouge Congo. Cette neutralité absolue
» est de toute rigueur, sans quoi si le mélange renferme
» quelques traces d'acide azotique quand on reprend
» les graisses résiduelles par l'éther et que l'on évapore
» cette dissolution au bain-marie bouillant, vers la fin de
» l'opération, la masse se boursoufle, décrépite, et pro-
» jette en dehors de la capsule des quantités notables de
» matières grasses. La neutralité obtenue, pour plus de
» sécurité on effectue deux nouveaux lavages à l'eau
» distillée bouillante.

» On introduit ensuite la majeure partie des corps gras
» dans la capsule que l'on place sur un bain d'eau chaude.
» L'entonnoir sur lequel on a effectué la filtration et sur
» les rebords duquel est restée adhérente une certaine
» quantité de graisse, est introduit par sa douille dans un
» tube à boules muni à sa partie inférieure d'un robinet (on
» peut utiliser l'appareil d'Adam). Les graisses contenues
» dans la capsule, une fois fondues, sont alors reprises
» par de l'éther sulfurique à 65°; quand la dissolution,
» qui est très rapide en opérant ainsi, est achevée,
» on introduit la liqueur éthéro-graisseuse dans le
» tube à boules en la faisant passer sur l'entonnoir
» filtre. A plusieurs reprises, on rince la capsule avec de
» l'éther pour enlever toutes traces de corps gras, ce dont
» on s'assure en plaçant sur du papier blanc une goutte
» éthérée qui par évaporation ne doit pas laisser de tache.
» On lave enfin à l'éther l'entonnoir et le tampon de
» coton-verre, puis à l'aide du robinet on décante la cou-
» che aqueuse qui se trouve à la partie inférieure du tube

» à boules. Après avoir chassé les dernières traces d'eau,
» on fait écouler dans une capsule de platine([1]), préalable-
» ment tarée et à rebords très élevés, la liqueur éthérée ;
» à deux reprises on lave l'appareil avec de l'éther que
» l'on recueille dans cette même capsule. On procède
» alors à l'évaporation en exposant la capsule à la tempéra-
» ture ordinaire. Lorsque la majeure partie de l'éther est
» évaporée, on ajoute 3 centimètres cubes d'alcool à 90°.
» Cette addition d'alcool a pour but d'entraîner dans son
» évaporation les dernières traces d'eau qui pourraient
» rester dans le mélange.

» Enfin quand la presque totalité de l'éther s'est évaporée
» à la température ordinaire, on place la capsule pendant
» un quart d'heure sur un bain d'eau chaude, on l'in-
» troduit ensuite dans une étuve portée à 100°-110°. Au bout
» d'une heure, on la retire, on la laisse refroidir et on
» procède à la pesée. L'augmentation du poids de la
» capsule donne la dose de corps gras renfermés dans la
» prise d'essai. »

([1]) La capsule en platine peut être remplacée par une capsule en porcelaine, mais complètement vernissée sur ses deux faces. Comme nous l'avons
toujours constaté, malgré un séjour très prolongé dans l'eau, leur poids
reste toujours invariable, tandis qu'il n'en est pas de même pour les capsules
non vernissées.

CHAPITRE III

Applications.

Bien que le but essentiel de ce travail soit de donner une nouvelle méthode pour la détermination des corps gras, applicable notamment dans les cas où les procédés connus sont en défaut, et dont la certitude soit étayée sur des bases expérimentales indiscutables, programme que nous espérons avoir rempli dans les pages précédentes, nous croyons devoir montrer la généralité d'emploi du mode opératoire auquel nous nous sommes arrêté, en donnant quelques exemples de son application à certains produits pharmaceutiques et biologiques.

I. — *Applications pharmaceutiques.*

Nous bornerons nos citations à l'examen de trois types de préparations plus ou moins complexes : la pommade mercurielle, la pommade citrine et le savon amygdalin, dont, comme nous le verrons, les acides gras, bien qu'à peu près, complètement saponifiés, se retrouvent intégralement, comme leurs glycérides, après le traitement azoto-manganique.

A. POMMADE MERCURIELLE. — Avant d'entreprendre le dosage des corps gras dans cette pommade, nous avons tenu à déterminer, au préalable, sa teneur exacte en mercure. Pour cela nous avons utilisé la méthode cyano-argentimétrique de M. Denigès, qui consiste à : « peser

» sur un papier un gramme de pommade qu'on introduit
» dans un tube de 12 ou 13 centimètres de haut et 18 à
» 20 millimètres de diamètre, en enlevant cette pommade
» du papier par frottement avec le bord supérieur et
» interne du tube. On chauffe légèrement le haut de ce
» petit récipient de verre pour fondre et faire écouler
» la pommade jusqu'au fond, on verse 2 centimètres
» cubes d'acide chlorhydrique et on porte à l'ébullition;
» puis, enlevant du feu, on ajoute en deux ou trois
» minutes $0^{gr}50$ de chlorate de potasse en cristaux, en
» chauffant légèrement après chaque addition. La pom-
» made se décolore peu à peu; quand elle a perdu toute
» trace de teinte grise, on remplit le tube d'eau chaude
» et on verse aussitôt son contenu dans un vase de
» Bohême contenant environ 100 grammes d'eau chaude,
» on ajoute les eaux de lavage du tube et on place le
» vase de Bohême dans l'eau froide, après avoir agité.
    » Quand le liquide a pris la température ambiante, le
» corps est solidifié et on peut transvaser facilement la
» partie aqueuse dans un matras jaugé de 200 centi-
» mètres cubes. On prélève 40 centimètres du liquide
» clair qu'on met dans un vase cylindro-conique ren-
» fermant 10 centimètres cubes d'ammoniaque, 10 centi-
» mètres cubes de CyK N/10, 50 centimètres cubes d'eau,
» quelques gouttes d'iodure de potassium, et l'on verse
» AzO^3Ag N/10 jusqu'à trouble persistant. »
    Voici les résultats que nous avons trouvés dans deux
essais différents :

Doses de Mercure trouvées dans 1 gr. de pommade essayée.	
1er ESSAI	2e ESSAI
0 gr. 43	0 gr. 43
ce qui donne pour 10 gr. de pommade	ce qui donne pour 10 gr. de pommade
4 gr. 30 de mercure.	4 gr. 30 de mercure.

Nous avons ensuite soumis à l'attaque azotique quatre échantillons de 10 grammes chacun de la même pommade. Chaque fois nous avons recueilli séparément pour chacun d'eux les eaux de lavage dans lesquelles nous avons dosé le mercure par la méthode cyano-argentimétrique.

Voici les doses trouvées pour chacun des divers échantillons :

	I	II	III	IV
Doses de mercure trouvées pour chaque échantillon de 10 gr.	4 gr. 30	4 gr. 32	4 gr. 30	4 gr. 30

Comme on peut le constater par ces chiffres tout à fait superposables, aucune trace de mercure ne se perd dans la manipulation.

Enfin les doses de corps gras trouvés pour les quatre échantillons successifs sont :

1er Essai : 5 gr. 720
2e — : 5 gr. 650
3e — : 5 gr. 675
4e — : 5 gr. 675

Si à ces chiffres nous ajoutons les doses de mercure trouvées, nous aurons pour les :

1er Essai : 5 gr. 720 + 4 gr. 300 = 10 gr. 020
2e — : 5 gr. 650 + 4 gr. 320 = 9 gr. 970
3e — : 5 gr. 675 + 4 gr. 300 = 9 gr. 975
4e — : 5 gr. 675 + 4 gr. 300 = 9 gr. 975

En prenant la moyenne des extrêmes, nous avons 9 gr. 995 au lieu de 10 grammes.

B. POMMADE CITRINE. — A deux reprises différentes nous avons soumis à l'attaque azotique 6 grammes de pommade citrine du commerce jusqu'à obtention d'un liquide absolument limpide et disparition complète de vapeurs nitreuses, comme cela doit être pour toutes les pommades.

Voici les doses des corps gras trouvés :

1er Essai : 5,890
2e   —   : 5,880

C. Savon amygdalin. — Nous avons ensuite dosé les acides gras et glycérides contenus dans un échantillon de savon amygdalin.

Deux prises d'essais de 8 grammes chacune ont été effectuées. Voici les doses résiduelles trouvées :

1er Essai : 6 gr. 190
2e   —   : 6 gr. 160

On voit, par ces exemples numériques, la constance presque absolue que présentent les poids des corps gras résiduels d'un essai à l'autre. Nous devons toutefois recon naitre que notre méthode ne peut s'appliquer aux pommades soufrées, car dans ce cas, par oxydation due à l'acide azotique, le soufre qu'elles renferment se transformant en acide sulfurique, réactif employé par M. Denigês pour détruire les corps gras dans la deuxième phase de son procédé de destruction, il se produit nécessairement quelques pertes.

Nous devons enfin ajouter que pour des pommades il est bon de n'utiliser que l'azotite à la place du saccharose, qui intervient pour favoriser la formation de l'élaïdine. Pour certaines d'entre elles, en effet, comme celles à base de plomb, l'acide oxalique, provenant de la décomposition du sucre, donne avec cette base un oxalate insoluble qui peut gêner dans la suite de l'opération.

II. — Applications biologiques.

C'est surtout au point de vue biologique que notre méthode nous paraît appelée à rendre d'importants services.

La question si mal résolue de la répartition des graisses dans le sang, les viscères, les muscles, les productions épidermiques, les os, peut être entièrement et heureusement reprise avec son aide. Ici encore nous fournirons des exemples qui montreront la parfaite constance des résultats.

A. Sang. — 250 centimètres cubes de ce liquide, préalablement additionnés d'oxalate de potasse pour empêcher la coagulation, ont été soumis à l'attaque azotomanganique. Après avoir purifié les corps gras résiduels par les traitements successifs indiqués dans notre méthode, voici la dose que nous avons trouvée pour cet essai :

Poids de graisse renfermée dans 250 centimètres cubes de sang : 0 gr. 730.
Soit, par litre : 2 gr. 920

Pour nous assurer de l'exactitude et de la précision de notre méthode, 250 centimètres cubes du même sang ont été soumis à l'attaque azoto-manganique après addition de 1 gramme de graisse de porc.

Nous avons alors trouvé : 1 gr. 730.

En retranchant la dose de graisse ajoutée dans la prise d'essai nous avons :

1 gr. 730 — 1 gr. = 0 gr. 730, dose de corps gras identique à celle trouvée dans le premier essai.

B. Foie. — 72 gr. 300 de foie ont été soumis à l'attaque azoto-manganique.

Voici la dose de graisse trouvée : 1 gr. 565.

Soit par kilog. : 21 gr. 645.

C. Muscles. — 100 grammes de muscle traités comme il est indiqué plus haut ont donné les résultats suivants : 2 gr. 768.

Soit par kilog. : 27 gr. 68.

D. CERVEAU. — Nous avons fait deux essais :

1° L'un sur une prise d'essai de 60 grammes.

Nous avons obtenu comme dose finale de corps gras :
4 gr. 782.

$$\text{Soit par kilog.} : \frac{4 \text{ gr. } 782 \times 1000}{60} = 79 \text{ gr. } 700.$$

2° L'autre sur une prise d'essai de 58 grammes.

Nous avons obtenu comme dose finale de corps gras :
4 gr. 640.

$$\text{Soit par kilog.} : \frac{4 \text{ gr. } 640 \times 1000}{58} = 80 \text{ grammes.}$$

E. Os (après enlèvement préalable du périoste). —
37 grammes d'os provenant d'une côte ont donné à l'analyse : 1 gr. 760 de corps gras.

$$\text{Soit par kilog.} : \frac{1,760 \times 1000}{37} = 47 \text{ gr. } 621.$$

F. LAIT. — Enfin, le lait lui-même, malgré la constitution un peu spéciale de ses glycérides, peut donner aisément la totalité de ses corps gras lorsqu'on le décompose à chaud par le mélange azoto-manganique.

Pour nous en assurer : sur le même échantillon de lait le beurre a été préalablement dosé par la méthode d'Adam, puis par notre méthode. Voici les résultats obtenus :

Dose de beurre par litre de lait examiné trouvée par la méthode Adam..................... } 28 gr. 40

Dose de beurre par litre de lait examiné trouvée après traitement azoto-manganique.......... } 28 gr. 75

Nous nous réservons, M. Denigès et nous-même, l'étude des constantes physiques et autres propriétés des corps gras résiduels, traités par notre méthode, ainsi que les applications de cette méthode à la biologie.

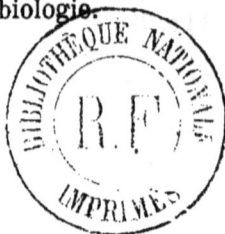

CONCLUSIONS

1º Nous avons démontré que les corps gras, traités à la température du bain-marie bouillant par l'acide azotique en présence d'une petite quantité de permanganate de potasse, ne sont pas modifiés dans leur poids initial, tandis que la gangue organo-minérale ambiante est intégralement dissoute au bout d'un temps qui n'excède jamais trois heures (grands os compacts), mais qui le plus habituellement ne dépasse pas une heure.

2º Nous avons utilisé cette propriété pour établir une nouvelle méthode de dosage des corps gras, d'une grande généralité d'emploi et appelée à rendre d'importants services pour les recherches sur les mutations biologiques des matières graisseuses, soit en physiologie, soit en pathologie.

3º Nous avons fourni à l'appui de l'exactitude de cette méthode, outre de nombreuses données d'expériences pratiquées sur des corps gras purs, des résultats numériques d'une rigoureuse constance dans l'examen de plusieurs préparations pharmaceutiques à base de corps gras et de diverses pièces anatomiques.

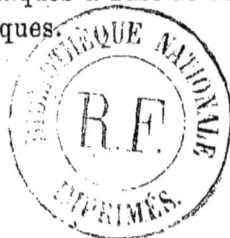